BEI GRIN MACHT SICH IHR WISSEN BEZAHLT

AF144773

- Wir veröffentlichen Ihre Hausarbeit,
  Bachelor- und Masterarbeit

- Ihr eigenes eBook und Buch -
  weltweit in allen wichtigen Shops

- Verdienen Sie an jedem Verkauf

Jetzt bei www.GRIN.com hochladen und kostenlos publizieren

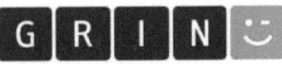

Bibliografische Information der Deutschen Nationalbibliothek:

Die Deutsche Bibliothek verzeichnet diese Publikation in der Deutschen National-
bibliografie; detaillierte bibliografische Daten sind im Internet über http://dnb.d-
nb.de/ abrufbar.

Impressum:

Copyright © 2014 GRIN Verlag, Open Publishing GmbH
Druck und Bindung: Books on Demand GmbH, Norderstedt Germany
ISBN: 9783668473027

Dieses Buch bei GRIN:

http://www.grin.com/de/e-book/369676/expertenstandards-in-der-pflege-begriffs-
bestimmung-entwicklung-und-kritische

Jannik Müller

Expertenstandards in der Pflege. Begriffsbestimmung, Entwicklung und kritische Betrachtung

GRIN Verlag

GRIN - Your knowledge has value

Der GRIN Verlag publiziert seit 1998 wissenschaftliche Arbeiten von Studenten, Hochschullehrern und anderen Akademikern als eBook und gedrucktes Buch. Die Verlagswebsite www.grin.com ist die ideale Plattform zur Veröffentlichung von Hausarbeiten, Abschlussarbeiten, wissenschaftlichen Aufsätzen, Dissertationen und Fachbüchern.

Besuchen Sie uns im Internet:

http://www.grin.com/

http://www.facebook.com/grincom

http://www.twitter.com/grin_com

Akkon Hochschule für Humanwissenschaften

B.A. Gesundheits- und Pflegemanagement
Modul 3: Pflegetheorien und Pflegediagnostik
Wintersemester 2013/14

Schriftliche Hausarbeit zum Modulabschluss

Expertenstandards in der Pflege

Begriffsbestimmung, Entwicklung und kritische Betrachtung.

Jannik Müller

Inhaltsverzeichnis

1. Einleitung

Expertenstandards in der Pflege gelten als das Projekt schlechthin, um die Pflege als eigene Profession und eigene Wissenschaft zu etablieren. Sie gelten als Grundlage für „Evidence-based Nursing" und werden von Pflegeexperten immer wieder als wichtiger Schritt zur wissenschaftlichen Untermauerung der Pflege genannt. Vor bereits etwa 15 Jahren begannen die Überlegungen zu Expertenstandards, von denen bis zum heutigen Zeitpunkt sieben veröffentlicht wurden und der achte bald folgen wird. Spätestens seit dem Jahr 2011 ist deren Bedeutung für die Praxis nicht mehr wegzudenken, da sie erstmals gesetzlich festgelegt wurden.

Doch bereits davor hatten Standards eine große Bedeutung in der Pflege, um Qualität zu sichern und zu entwickeln. Dies geschah jedoch in jeder Pflegeeinrichtung unterschiedlich und unabhängig von einander. Selbst zum Begriff des Standards, bzw. was ein solcher enthalten soll, gibt es verschiedene Meinungen.

In dieser Arbeit soll zunächst versucht werden den Begriff „Standard" zu bestimmen und ihn von anderen Terminologien abzugrenzen. Dabei wird auch auf verschiedene Definitionen eingegangen, um daraufhin die vom Deutschen Netzwerk für Qualitätsentwicklung in der Pflege (DNQP) gegebene Definition genauer zu betrachten.

Anschließend wird, nach einem kurzen Abriss der Geschichte der Expertenstandards, genauer auf das Vorgehen der Entwicklung eingegangen. Dabei sollen vor allem die Rolle des DNQP und die einzelnen Schritte der Erarbeitung herausgestellt werden.

Darauf aufbauend wird die Wissenschaftlichkeit der Entwicklung genauer untersucht, wodurch eventuelle Kritik- und Angriffspunkte ermittelt werden sollen. Auch der tatsächliche Nutzen für die Pflegepraxis, den die Expertenstandards mit sich gebracht haben und ob deren Zielsetzung erfüllt werden konnte wird einer kritischen Betrachtung unterzogen. Außerdem sind die finanziellen Kosten, mit denen durch die Expertenstandards zu rechnen ist, und ein möglicher langfristiger ökonomischer Nutzen Gegenstand dieser Abhandlung.

Insgesamt sollen in dieser Arbeit vor allem die Fragen beantwortet werden, ob Experten-standards als Basis für evidenzbasierte Pflege dienen können und ob es bis jetzt tatsächlich positive Veränderungen in der Praxis gegeben hat.

2. Begriffsbestimmung und Abgrenzung

Der Begriff „Standard" ist in der pflegerischen Fachsprache nicht einheitlich für ein bestimmtes Instrument definiert. Da der Begriff mit verschiedenen Bedeutungen verwendet wird, führt dies zu Irritationen und Verwirrungen. Erschwerend kommt hinzu, dass die Begriffe „Leitlinie" und „Richtlinie" teils als Synonyme, teils zur Abgrenzung verwendet werden. Durch neue Komposita des Begriffs Standard, wozu auch „Expertenstandard" zählt, und weitere Synonyme hat sich die Situation nicht gebessert[1]. Trede spricht 1997 hier von einer „Babylonischen Sprachverwirrung"[2].

Noch am weitesten verbreitet und anerkannt ist die Definition der Weltgesundheitsorganisation (WHO), der zufolge „Standards einem erreichbaren und professionell abgestimmten Leistungsniveau entsprechen und ein festgelegtes Soll der Pflegequalität wiedergeben, an dem die tatsächliche Leistung gemessen wird"[3]. Aus dieser Definition lässt sich jedoch kein konkretes Instrument ableiten, die Definition ist also eher als übergeordnet anzusehen. Dies hat zur Folge, dass der Begriff Standard mit dieser Definition nicht vereinheitlicht werden kann. Daran angelehnt ist jedoch auch die Definition des Deutschen Netzwerks für Qualitätsentwicklung in der Pflege (DNQP): „Pflegestandards sind [...] ein professionell abgestimmtes Leistungsniveau, das den Bedürfnissen der damit angesprochenen Bevölkerung angepasst ist und Kriterien zur Erfolgskontrolle der Pflege einschließt"[4]. Das DNQP beruft sich außerdem auf die Definition des ICN von 1991 und leitet aus dieser sowohl die Bedeutung für das Gesundheitssystem als auch für die Berufsgruppe selbst ab[5].

Das DNQP nimmt dabei vor allem eine Abgrenzung zu Handlungsrichtlinien vor, die im Gegensatz zu Standards nur einfache Anweisungen oder Ablaufbeschreibungen geben. Für sie ist es nicht nötig von der gesamten Pflege anerkannt zu werden und auch die Entwicklung ist ungleich leichter[6].

Dem Pschyrembel Wörterbuch Pflege zufolge sind Standards Instrumente und Hilfsmittel um Pflegeziele und deren Qualität erfassen zu können. Der Inhalt muss sowohl allgemeingültig und fundiert, als auch wissenschaftlich gesichert sein. Außerdem wird zwischen Struktur-, Prozess- und Ergebnisstandard unterschieden[7].

---

[1] Vgl. Bölicke (2007), S.1.
[2] Vgl. Trede (1997)
[3] Vgl. Bölicke (2007), S. 2.
[4] Vgl. http://www.wiso.hs-osnabrueck.de/38028.html
[5] Vgl. ICN (1991)
[6] Vgl. DNQP (2004), S. 25.
[7] Vgl. Pschyrembel (2003), S. 509.

Zusammenfassend lässt sich sagen, dass das DNQP mit seiner erweiterten Definition[8] und den veröffentlichten Expertenstandards einen klareren Rahmen setzen kann, der alle wesentlichen Inhalte der verschiedenen Quellen enthält und als fachsprachliche Grundlage für eine Diskussion tauglich ist.

3. Geschichte der Expertenstandards

Auf der Gesundheitsministerkonferenz (GMK) 1999 wurde die „Gewährleistung einer systematischen Weiterentwicklung der Qualität im Gesundheitswesen" in einem Entscheidungspapier schriftlich festgehalten und als wichtiges Ziel für die Zukunft ausgegeben[9]. Auf dieser Basis gründete sich noch im selben Jahr das Deutsche Netzwerk für Qualitätsentwicklung in der Pflege, kurz DNQP, in Kooperation mit dem Deutschen Pflegerat als Pilotprojekt zur Entwicklung von Expertenstandards. Dieses Projekt wurde vom Bundesministerium für Gesundheit bis zum Jahr 2009 finanziell gefördert. Geplant war die Veröffentlichung von zunächst insgesamt zehn Expertenstandards, die alle fünf Jahre aktualisiert werden sollten[10]. Bis jetzt sind sieben Expertenstandards veröffentlicht worden:

1. Expertenstandard Dekubitusprophylaxe (2000, 1. Aktualisierung 2010)
2. Expertenstandard Entlassungsmanagement (2004, 1. Aktualisierung 2009)
3. Expertenstandard Schmerzmanagement in der Pflege bei akuten Schmerzen (2005, 1. Aktualisierung 2011)
4. Expertenstandard Sturzprophylaxe (2006, 1. Aktualisierung 2013)
5. Expertenstandard Förderung der Harnkontinenz in der Pflege (2007)
6. Expertenstandard Pflege von Menschen mit chronischen Wunden (2009)
7. Expertenstandard Ernährungsmanagement zur Sicherstellung und Förderung der oralen Ernährung in der Pflege (2010)

Geplant waren außerdem[11]:

- Schmerzmanagement in der Pflege bei chronischen Schmerzen (Konsensuskonferenz Oktober 2013, Implementierung Januar bis Juni 2014, Veröffentlichung Anfang 2014 geplant)
- Pflege von demenziell Erkrankten (bisher noch keine Ausschreibung)
- Medikamentenmanagement (bisher noch keine Ausschreibung)

---

[8] Vgl. http://www.wiso.hs-osnabrueck.de/38028.html
[9] Vgl. Schmidt (2012), S. 2.
[10] Vgl. Ebd., S. 3.
[11] Vgl. Ebd., S. 3.

Aktuell fand jedoch am 28. März 2014 die Fachkonferenz zum Expertenstandard Erhaltung und Förderung der Mobilität statt[12].

Neben den Expertenstandards in der Pflege hat das DNQP im Jahr 2013 einen Expertinnenstandard Hebammenwesen mit dem Titel Förderung der physiologischen Geburt veröffentlicht[13].

Seit des Inkrafttreten von § 113a im SGB XI im Jahr 2011 sind die Expertenstandards in allen Pflegeeinrichtungen nach SGB XI verbindlich[14]. Dieser Paragraph regelt Maßstäbe und Grundsätze zur Sicherung und Weiterentwicklung zur Sicherung der Pflegequalität[15]. Eine entsprechende Regelung im SGB V steht jedoch noch aus. Seit dieser gesetzlichen Verankerung gelten Expertenstandards auch als vorgegebenes Expertengutachten zur Beurteilung der geleisteten Qualität in der Pflege.

Der Expertenstandard Erhaltung und Förderung der Mobilität wird dann der erste Expertenstandard sein, der nach den dort festgelegten Kriterien entwickelt wird.

4. Entwicklung der Expertenstandards

Für die Entwicklung eines Expertenstandards ist der Netzwerk-Lenkungsausschuss des DNQP zuständig[16]. Dieser hat auch ein Methodenpapier veröffentlicht, in dem die Schritte zur Erarbeitung eines Expertenstandards dargelegt werden. Die Reihenfolge sieht wie folgt aus:

1. Themenfindung

2. Bildung unabhängiger Expertengruppen

3. Erarbeitung eines Expertenstandard-Entwurfs

4. Konsensus-Konferenzen

5. Modellhafte Implementierung

6. Aktualisierung der Expertenstandards

Die Entwicklung von Expertenstandards findet hauptsächlich in zwei Gruppen statt, die arbeitsteilig arbeiten. Zum einen die wissenschaftliche Leitung und darunter ein wissenschaftliches Team der Hochschule Osnabrück. Dies ist für die methodische Vorgehensweise bei Expertenstandards zuständig. Zum anderen eine Expertenarbeitsgruppe, die für die inhaltliche Erarbeitung verantwortlich ist. Diese Expertenarbeitsgruppe ist zu

---

[12]Vgl. http://www.wiso.hs-osnabrueck.de/fileadmin/groups/607/PM_DNQP_FK_Mobilit%C3%A4t.pdf
[13] Vgl. Schmidt (2012), S. 3.
[14] Vgl. http://www.dbfk.de/pressemitteilungen/wPages/index.php?action=showArticle&article=Der-DBfK-informiert-Massstaebe-und-Grundsaetze-gem-113-SGB-XI.php&navid=100
[15] Vgl. http://www.sozialgesetzbuch-sgb.de/sgbxi/113a.html
[16] Vgl. Moers (2004), S. 75.

jedem Thema unterschiedlich besetzt und untersteht einer leitenden Person, die vom Lenkungsausschuss bestimmt wird. Zwischen beiden Gruppen dienen zwei wissenschaftliche Mitarbeiter/innen (eine/r aus jeder Gruppe) als Verbindung. Im Folgenden soll nun das Vorgehen[17] genauer erläutert werden:

4.1 Themenfindung

Themenvorschläge für einen Expertenstandard können von verschiedenen Akteuren des Gesundheits- und Sozialwesens eingebracht werden. Im SGB XI sind diese genauer benannt: „Der Medizinische Dienst des Spitzenverbandes Bund der Krankenkassen, der Verband der privaten Krankenversicherung e. V., die Verbände der Pflegeberufe auf Bundesebene, die maßgeblichen Organisationen für die Wahrnehmung der Interessen und der Selbsthilfe der pflegebedürftigen und behinderten Menschen auf Bundesebene sowie unabhängige Sachverständige."[18] Das DNQP wählt vorrangig Themen aus, die eine relevante Qualitätssteigerung in der Pflegepraxis erwarten lassen und sich zudem auf weite Bereiche der Pflege ausweiten. Um die Bedeutung der Themen einschätzen zu können, wird eine umfangreiche Literaturanalyse durchgeführt. Dabei wird nicht nur die gesundheitspolitische Relevanz sondern auch das Vorhandensein von Assessments bzw. Instrumenten und von nationaler sowie internationaler wissenschaftlicher Literatur geprüft. Daran lässt sich auch entscheiden, ob es genügend evidenzbasierte Quellen gibt, auf deren Grundlage sich dann ein Expertenstandard entwickeln lässt, der dem wissenschaftlichen Anspruch genügt.

4.2 Bildung unabhängiger Expertengruppen

Die Expertenarbeitsgruppe besteht aus etwa acht bis zwölf Mitgliedern, die sich durch besondere Fachkunde im speziellen Thema auszeichnen[19]. Alle Mitglieder entstammen der Pflege, etwa zur Hälfte der Pflegewissenschaft und zur Hälfte der Pflegepraxis. Allerdings wird Wert auf eine Verteilung der Mitglieder auf verschiedene Pflegebereiche wie Kranken-/Alten-/Kinderkrankenpflege; stationäre/ambulante Pflege und Altenhilfe gelegt. Die Expertenarbeitsgruppe ist damit ausschließlich monodisziplinär besetzt[20]. Die Auswahl erfolgt nach öffentlicher Ausschreibung und Bewerbung. Die Auswahlkriterien sind Fach-publikationen, wissenschaftliche Qualifikationen, Schwerpunktarbeiten sowie Forschungs-

---

[17] Das Vorgehen wird hier nahezu ausschließlich anhand des Methodenpapiers erklärt, das vom DNQP selbst veröffentlicht wurde. Damit soll eine möglichst genaue Beschreibung ermöglicht werden.
[18] Vgl. http://www.sozialgesetzbuch-sgb.de/sgbxi/113a.html
[19] Vgl. Moers (2004), S. 75.
[20] Vgl. DNQP (2011), S. 6.

beteiligung [21]. Um Interessenkonflikte zu vermeiden müssen zudem alle relevanten Beziehungen zu Industrie oder anderen Interessengemeinschaften offengelegt werden.

Die Stelle der wissenschaftlichen Leitung der Expertenarbeitsgruppe wird öffentlich ausgeschrieben und anschließend durch den Lenkungsausschuss des DNQP mit einem ausgewählten Bewerber besetzt. Die Auswahl erfolgt anhand der vorliegenden Erfahrung in wissenschaftlicher Projektleitung. Zudem muss der Methode zur Erarbeitung der Expertenstandards des DNQP zugestimmt werden[22].

In beratender Funktion können von der Expertenarbeitsgruppe zusätzlich die Meinungen von Patienten/-innen-Vertreter/-innen, Vertreter/-innen des Verbraucherschutzes und Fach-experten/-innen aus anderen Berufsgruppen eingeholt werden[23].

4.3   Erarbeitung eines Expertenstandard-Entwurfs

Wie bereits genannt erfolgt die Erarbeitung eines Expertenstandards arbeitsteilig. Jede Gruppe führt zunächst eine umfassende Literaturrecherche zum Thema durch, um wissenschaftlich gesicherte Informationen zu finden. Ausgewählte Studien werden vom wissenschaftlichen Team aufgelistet und klassifiziert. Außerdem werden sie zusammengefasst und hinsichtlich ihrer Methodik von mindestens zwei unabhängigen Wissenschaftlern bewertet. Besonders berücksichtigt werden qualitative Studien, da diese komplexe Pflegeprobleme und Pflegeinterventionen gründlicher beschreiben können. Die Expertenarbeitsgruppe dagegen beschäftigt sich mit dem Inhalt der Literatur und leitet aus ihr Empfehlungen zu den zentralen pflegerischen Interventionen heraus, die dann gemeinsam mit der wissenschaftlichen Gruppe in die dreigegliederte Struktur-Prozess-Ergebnis-Form gebracht werden[24]. Darauf wird in dieser Arbeit zu einem späteren Zeitpunkt noch eingegangen. Im Gegensatz zur Methodik, wird der Inhalt nicht nach Güte klassifiziert, da alle Empfehlungen durch das beste vorhandene Wissen auf eine Stufe zu stellen sind[25]. Da jedoch nicht zu allen Bereichen ausreichend wissenschaftliche Quellen vorliegen, werden die Kriterien auch von den Experten selbst erarbeitet und bewertet. Beim Erarbeiten dieser Empfehlungen wird versucht zwischen allen Beteiligten der Expertenarbeitsgruppe einen Konsens zu finden. Ist dies nicht möglich, entscheidet ein Mehrheitsbeschluss[26]. Die Formulierung des Standards ist dagegen wiederum Aufgabe der wissenschaftlichen Gruppe. Neben den Kriterien als Empfehlungen, werden dazu

---

[21] Vgl. DNQP (2011). S. 7.
[22] Vgl. Ebd., S. 6.
[23] Vgl. Ebd., S. 6.
[24] Vgl. Ebd., S. 9.
[25] Vgl. Ebd., S. 8f.
[26] Vgl. DNQP (2011), S. 8.

auch Kommentare verfasst, die sogenannte Kommentierung des Expertenstandards. Darin werden die Kriterien genauer erläutert, um eine Übertragung in die Praxis zu vereinfachen. Außerdem können dort Spezifitäten der verschiedenen Pflegebereiche erläutert werden.

4.4 Konsensus-Konferenzen und Veröffentlichung

Nachdem ein Expertenstandard-Entwurf entwickelt wurde, wird dieser zusammen mit der Kommentierung und der nach Evidenz geordneten Literaturanalyse der Fachöffentlichkeit zugänglich gemacht. Dies geschieht auf einer Konsensus-Konferenz. Dort werden die Ergebnisse vorgestellt und anschließend diskutiert. Teilnehmen an der Konsensus-Konferenz können alle interessierten Personen mit Fachbezug. Vertreter anderer Berufsgruppen, des Gesundheitswesen, des Verbraucherschutzes, der Patientenverbänden und der Gesundheitspolitik, aber auch Personen aus der Pflege mit besonderem Fachwissen zum Thema, die nicht in der Expertenarbeitsgruppe mitgewirkt haben, werden gezielt eingeladen[27].

Vor der Konferenz werden die erarbeiteten Inhalte sowie Hinweise den Teilnehmenden zugeschickt, die sich so vorbereiten können. Auf der Konferenz selbst wird je eine Standardebene vorgestellt und begründet. Es folgt eine Diskussion der Pflegezugehörigen, woraufhin sich anschließend auch die Teilnehmer anderer Berufsgruppen äußern können[28]. Abschließend werden die geäußerten Kritikpunkte zusammengefasst, bevor zur nächsten Ebene übergegangen wird. Nun können auch die Vertreter der Interessenverbände den Entwurf sowie die vorausgegangene Diskussion kommentieren. Dieser gesamte Prozess der Konsentierung wird sowohl schriftlich als auch auf Tonband aufgezeichnet. Nach der Konferenz können noch innerhalb von vier Wochen weitere Ergänzungen schriftlich eingereicht werden. Diese sowie die Aufzeichnungen der Konferenz werden von den beiden Gruppen des DNQP gemeinsam ausgewertet und dienen als Grundlage für Änderungen des Entwurfs[29]. Abschließend wird der Expertenstandard mit Präambel, Kommentierung und Literaturstudie veröffentlicht.

---

[27] Vgl. Moers (2004), S. 76.
[28] Vgl. DNQP (2011), S. 12f.
[29] Vgl. Ebd., S. 13.

4.5 Modellhafte Implementierung

Um die Einführung des Expertenstandards zu überwachen und dessen Umsetzbarkeit und Praxistauglichkeit zu überprüfen, findet zunächst eine modellhafte Implementierung in 15-25 Einrichtungen, die alle Pflegebereiche abdecken, statt[30]. Die Einrichtungen werden nach eigener Bewerbung anhand von bestimmten Kriterien ausgewählt. Darunter fallen zum Beispiel die Erfahrung mit Methoden der Qualitätsentwicklung, ein vorhandenes Qualitäts-management, eine Projektleitung mit ausreichender Erfahrung, betriebsweite Akzeptanz des Standards sowie ausreichend vorhandene Ressourcen an Personal und Zeit[31]. Die Implementierung wird von einer Projektgruppe durchgeführt, die aus Mitgliedern der wissenschaftlichen Gruppe des DNQP und den Projektleitern der Einrichtungen besteht. Die Mitarbeiter des DNQP planen, steuern und dokumentieren die Implementierung und stehen in unterstützender und beratender Funktion zur Seite. Zudem entwickeln sie für jeden Expertenstandard ein individuelles Audit-Instrument zur Evaluation. Abschließend werten sie alle Daten aus und geben sie an die Expertenarbeitsgruppe des DNQP weiter.

Die Implementierung selbst erfolgt nach einem festgelegten 4-Phasenmodell, das in einem Zeitraum über sechs Monate angewandt wird[32]. Es wurde für die Einführung des ersten Expertenstandards Dekubitusprophylaxe entwickelt und aufgrund seiner Bewährung auch für die anderen Expertenstandards verwendet. Der Ablauf stellt sich wie folgt dar:

Phase 1: Fortbildungen zum Expertenstandard

> In einem Zeitraum von etwa vier Wochen werden dem Personal in den Modellpflegeeinrichtungen sowie den dortigen Pflegdienstleitern und Pflegexperten Fortbildungen angeboten. Diese als Kick-Off-Veranstaltung bezeichneten Fort-bildungen behandeln nicht nur den Expertenstandard als solchen, sondern decken auch die sonstigen Bedürfnisse des Pflegeteams, wie beispielsweise Umgang mit Assessments, ab. Bei Bedarf können Fortbildungen auch zusätzlich in den weiteren Phasen der Implementierung angeboten werden. Hierzu werden bestimmte Pflegefachkräfte zu Multiplikatoren ausgebildet.

Phase 2: Anpassung einzelner Standardkriterien

> Hier setzt sich jede Einrichtung individuell mit dem Standard auseinander und klärt Fragen der Umsetzung. Außerdem können hier einzelne Standardkriterien an die Bedürfnisse der Pflegebedürftigen oder der Pflegeinrichtung angepasst und

---

[30] Vgl. DNQP (2011), S. 13. Dort werden ca. 25 Einrichtungen genannt, während bei Moers (2004, S. 77) 15-20 Einrichtungen genannt werden.
[31] Vgl. Ebd., S. 13.
[32] Vgl. DNQP (2011), S. 15

konkretisiert werden. Die Kernaussagen dürfen dabei jedoch nicht verändert werden. Insgesamt steht für diese Phase ein Zeitraum von etwa acht Wochen zur Verfügung.

Phase 3: Einführung und Anwendung des Expertenstandards

Ab diesem Zeitpunkt hat der Expertenstandard volle Gültigkeit in der Einrichtung. Innerhalb dieser acht Wochen andauernden Phase ist es besonders wichtig ausreichend personelle Ressourcen sowie Akzeptanz unter den Pflegekräften zu schaffen.

Phase 4: Datenerhebung mit standardisiertem Audit-Instrument[33]

Zum Abschluss der modellhaften Implementierung werden innerhalb von vier Wochen von möglichst 40 Patienten/-innen (bzw. Bewohner/-innen) jeder Einrichtung Daten erhoben. Diese werden aus der Pflegedokumentation sowie einer Befragung der Pflegebedürftigen und des Personals gewonnen. Für die Befragungen und Datenerhebungen sind externe Qualitätsexperten vorgesehen, um ein objektives Ergebnis gewährleisten zu können. Bei dem Audit werden alle Ebenen und Kriterien des Standards überprüft. Um das Pflegepersonal zu motivieren und Ängste auszuräumen wird über das Vorgehen zuvor ausführlich informiert. Alle Daten einer Einrichtung dienen zum internen Gebrauch, vom DNQP werden die Daten aller Einrichtungen anonym zusammengebracht und ausgewertet. Ein solches Audit ist von den Pflegekräften akzeptiert und wird als Anerkennung der Arbeit empfunden[34]. In der Praxis zeigt sich jedoch auch ein damit verbundener zusätzlicher Stressfaktor für das Pflegepersonal.

In einer abschließenden Auswertung durch das DNQP wird die Umsetzbarkeit und Praxistauglichkeit des Expertenstandards bewertet und gegebenenfalls Ergänzungen in der Kommentierung vorgenommen. Das Audit-Instrument steht auf der Internetpräsenz des DNQP kostenfrei zur Verfügung[35].

4.6 Aktualisierung der Expertenstandards

Expertenstandards sollten in einem geplanten Zyklus von 5 Jahren aktualisiert werden[36], wobei besonders wichtige neue Erkenntnisse umgehend eingearbeitet werden. Um dies sicherzustellen, werden alle Mitglieder der Expertenarbeitsgruppe jährlich befragt, ob es in

---

[33] Vgl. Pschyrembel (2003): Audit: Systematischer, unabhängiger und dokumentierter Prozess zur Erlangung von Auditnachweisen und zu deren objektiver Auswertung, um zu ermitteln inwieweit Auditkriterien erfüllt sind (DIN EN ISO 9000:2000-12); Audit ist demnach die kriterienbezogene Beurteilung der Wirksamkeit des Qualitätsmanagements.
[34] Vgl. Moers (2004), S. 77.
[35] Vgl. http://www.wiso.hs-osnabrueck.de/38029.html
[36] Vgl. Schmidt (2012), S. 3.

ihren Augen wesentliche Neuerungen gab. Dabei geht es nicht nur um direkte Änderung der Kriterien, sondern beispielsweise auch um neue Assessmentinstrumente. Bei einer planmäßigen Aktualisierung wird zunächst die ursprüngliche Expertenarbeitsgruppe herangezogen, die den aktuellen Stand ihres Fachwissens nachweisen müssen. Neue Mitglieder als Ersatz werden wiederum über einen Bewerbungsmodus ausgewählt. Der Ablauf der Aktualisierung ist ähnlich dem der Erstellung. Es erfolgt wiederum eine Literaturanalyse, die von der wissenschaftlichen Gruppe bewertet wird. Auf Grundlage dieser Ergebnisse kann eine Änderung der Kriterien des Expertenstandards stattfinden, um diesen so an den aktuellen Wissensstand anzugleichen. Anstatt einer Konsensus-Konferenz wird die Fachöffentlichkeit diesmal durch Veröffentlichung auf der Homepage des DNQP über den Entwurf zur Aktualisierung informiert. Innerhalb von vier Wochen können dazu schriftliche Anmerkungen eingehen, die von der wissenschaftlichen Gruppe gefiltert an die Expertenarbeitsgruppe weitergegeben werden[37]. Dort wird über etwaige Vorschläge oder Kritik diskutiert und abgestimmt, bevor eine endgültige aktualisierte Fassung des Expertenstandards verfasst wird. Auf Grundlage der Änderungen wird ebenso ein neues Audit-Instrument erarbeitet. Sollte die Aktualisierung in hohem Maße von der ursprünglichen Fassung abweichen, so wird unter Umständen auch eine erneute modellhafte Implementierung durchgeführt.

5. Funktionen und Anforderungen von Expertenstandards

Expertenstandards dienen zur Positionierung der Pflege als evidenzbasierte Wissenschaft. Sie machen es möglich durch allgemeingültige Aussagen zu einem bestimmten Thema dieses für das gesamte Berufsfeld einheitlich zu behandeln. Außerdem wird so durch wissenschaftliche Begründungen und Untersuchungen die Wichtigkeit der Pflege für die Gesundheit der Menschen untermauert. Dadurch wird es möglich Pflege auf eine evidenzbasierte Grundlage zu stellen, was fördert die eigene berufliche Identität fördert[38].

Zum anderen dienen die Expertenstandards zur Qualitätssicherung, denn durch sie wird ein minimales, aber allgemeingültiges Qualitätslevel festgelegt. Dies liegt vor allem in der gesetzlichen Grundlage begründet. Dadurch ist es möglich unter Pflegeeinrichtungen die Qualität vergleichen und gegenüber anderen Berufsgruppen des Gesundheitswesens herausstellen zu können.

---

[37] Vgl. DNQP (2004), S. 21.
[38] Vgl. Ebd., S. 25.

Daneben definieren Expertenstandards aber eben auch das minimale Versorgungsniveau, das in einer Einrichtung gegeben sein muss. Daher können sich Pflegefachkräfte immer auf diese berufen, um gewisse Ressourcen zu erhalten.

Um diese Funktionen erfüllen zu können, müssen die Expertenstandards jedoch bestimmten Anforderungen genügen. Dazu gehört der aktuelle Stand des Wissens, der für den Nutzen des Expertenstandards unabdingbar ist. Ebenso müssen alle Standardkriterien valide, gültig und voneinander abgrenzbar sein[39]. Die Struktur-, Prozess- und Ergebniskriterien einer Ebene des Standards müssen klar voneinander abhängen. Außerdem muss der Standard in den Pflegeeinrichtungen verbindlich angesehen werden. Um die Qualität der Pflege zu sichern ist es daher auch nötig den Standard an die Zielgruppen der verschiedenen Pflegebereiche anzupassen. Nur so ist es möglich die Praxistauglichkeit der Standards zu gewährleisten.

Um die Pflege als Wissenschaft zu unterstützen ist es wichtig, dass Expertenstandards nur auf rein pflegerische Aktivitäten ausgerichtet sind[40]. Diese Anforderung scheint auf den ersten Blick zwar trivial, ist jedoch besonders wichtig.

6. Aufbau der Expertenstandards

Der veröffentlichte Expertenstandard kann beim DNQP käuflich erworben werden und umfasst den gesamten Entwicklungsprozess mit der Literaturanalyse und der Kommentierung sowie die Ergebnisse der modellhaften Implementierung. Kostenfrei stehen auf der Internetpräsenz des DNQP der Standard an sich, die Präambel, Informationen zu den Mitgliedern der Expertenarbeitsgruppe, Durchführung und Ergebnisse der Literaturanalyse sowie Informationen zur modellhaften Implementierung und den Audit-Instrumenten zur Verfügung. Dies mag auf den ersten Blick zwar ausreichend klingen, doch besonders die für den Einsatz in der Praxis notwendige Kommentierung ist nur kostenpflichtig zu erwerben.

Der Expertenstandard an sich enthält eine konkrete Zielsetzung sowie eine Begründung für das Ziel und die Notwendigkeit des Standards selbst. Darunter folgen die verschiedenen Standardebenen (1 - n), die sich jeweils aus Strukturkriterium (S), Prozesskriterium (P) und Ergebniskriterium (E) zusammensetzen[41]. Besteht ein Kriterium aus mehreren Unterpunkten, so werden diese mit Kleinbuchstaben gegliedert. Dieses Modell geht zurück auf Avedis

---

[39] Vgl. DNQP (2011), S. 10.
[40] Vgl. Sperl (1996), S. 35.
[41] n steht als Variable für die letzte Standardebene. Daraus lassen sich Komposita bilden: P3 bezeichnet beispielsweise das Prozesskriterium der 3. Standardebene.

Donabedian, der es im Jahr 1966 zur Beurteilung von ärztlichen Leistungen veröffentlichte[42].

Es ist das erste Modell, indem die Servicequalität aufgegliedert wird in:

Strukturqualität (structure): stabile Werkzeuge und Ressourcen

Prozessqualität (process): interaktionsorientierte Aktivitäten auf Basis der Struktur

Ergebnisqualität (outcome): Veränderung des Gesundheitszustandes auf Basis des Prozesses

Die drei Qualitäten sind damit also aufeinander aufbauend und voneinander abhängig[43]. Das Modell Donabedians wurde vielfach zitiert und als Grundlage für weitergehende Modelle verwendet.

7. Kritische Betrachtung der Expertenstandards

Im Folgenden sollen die Expertenstandards des DNQP kritisch betrachtet werden. Dabei steht zunächst der Prozess der Entwicklung im Fokus, bevor ökonomische Faktoren genauer untersucht werden. Außerdem wird anschließend der tatsächliche Praxisnutzen der Expertenstandards in Augenschein genommen. Bei der Betrachtung der letzten beiden Unterpunkten liegt der Schwerpunkt auf dem Expertenstandard Dekubitusprophylaxe. Das liegt darin begründet, dass dieser Standard zuerst veröffentlicht wurde und seine Auswirkungen somit am besten untersucht werden können.

7.1   Entwicklung

Bei dem einheitlichen Vorgehen zur Entwicklung von Expertenstandards fallen einige Punkte ins Auge, die Expertenstandards angreifbar machen.

An erster Stelle ist hierbei zu nennen, dass nicht alle Inhalte des Standards wissenschaftlich belegt sind, sondern zum Teil von den Mitgliedern der Expertenarbeitsgruppe auf Basis der persönlichen Einschätzung selbst erarbeitet wurden [44]. Damit sind diese Teile des Expertenstandards nicht, wie postuliert, evidenzbasiert. Man mag an dieser Stelle zwar die Kompetenz und die Fachexpertise der Mitglieder anbringen, doch diese genügt dem wissenschaftlichen Anspruch nicht.

Dazu zählt auch, dass nicht wissenschaftlich belegte Assessments in Expertenstandards aufgeführt, im Kommentar als solche gekennzeichnet werden, aber dennoch im Standardkriterium empfohlen werden. Beim Expertenstandard Dekubitusprophylaxe wird beispielsweise die Nutzung einer Skala zur Risikoeinschätzung empfohlen. Laut

---

[42] Vgl. Auer (2004), S. 82.
[43] Vgl. Auer (2004), S. 82.
[44] Vgl. DNQP (2011), S. 11.

Kommentierung sind alle vorgeschlagenen Skalen jedoch nicht wissenschaftlich belegt[45]. Dies führt neben einer verminderten Wissenschaftlichkeit auch zu mangelnder Nutzerfreundlichkeit für die Pflegefachkräfte, was die Umsetzung erschwert[46].

An Expertenstandards wird die Forderung nach aktuellem Wissen gestellt. Dies soll durch eine fünfjährliche Aktualisierung gewährleistet werden. Wie leicht zu erkennen ist, wurde dieses Intervall bei vielen Expertenstandards zum Teil deutlich überzogen. Dies erscheint besonders vor dem Hintergrund kritisch, dass die Halbwertszeit für berufliches Fachwissen bei etwa fünf Jahren angesetzt wird[47]. Aus diesem Grund erscheint es durchaus fragwürdig, ob der jeweils aktuelle Expertenstandard auch tatsächlich das aktuelle Wissen zum jeweiligen Thema enthält.

Die Methodik zur Entwicklung der Expertenstandards wird vom DNQP vorgegeben und die Leitung der Expertenarbeitsgruppe nur mit einer Person besetzt, die ausdrücklich mit dieser Methode einverstanden ist[48]. Von dieser Person werden dann auch die anderen Mitglieder der Arbeitsgruppe mit ausgewählt. Damit wird ein möglicher Pluralismus unterbunden und Pflegeexperten mit anderen Meinungen zur Methodik haben bei der Teilnahme an der Entwicklung deutlich geringere Chancen.

Weitergehend umfasst die Entwicklung nur die genannten Personenkreise des DNQP. Zwar wird die Fachöffentlichkeit auf den Konsensus-Konferenzen einbezogen, jedoch gibt es keine Aufzeichnungen oder Informationen darüber inwiefern dort vorgeschlagene Änderungen in den Arbeitsgruppen diskutiert und bewertet wurden. Es ist also nicht sichergestellt, dass richtige und wichtige Kriterien für den Standard, die nicht der Auffasung der DNQP-Arbeitsgruppen entsprechen, Eingang in die Expertenstandards finden.

Ein weiterer Kritikpunkt ist die monodisziplinäre Erarbeitung[49]. Dies mag zwar die Abgrenzung der Pflege von anderen Berufsgruppen fördern, dennoch muss Pflege mit anderen Professionen im multiprofessionellen Team zusammenarbeiten. Da andere Berufsgruppen keinen Einfluss bei der direkten Entwicklung haben, ist auch nicht sichergestellt, dass diese die Expertenstandards akzeptieren und ebenfalls einhalten. Als Beispiel sei hier die Berufsgruppe der Physiotherapie genannt, der besonders bei den Themen Sturzprophylaxe und Dekubitusprophylaxe eine große Bedeutung zukommt.

Des Weiteren lässt dich auch die modellhafte Implementierung kritisch hinterfragen. Dazu werden laut DNQP nur Pflegeeinrichtungen ausgewählt, die über ausgesprochene Erfahrung

---

[45] Vgl. DNQP (2004), S. 40f.
[46] Vgl. Meyer (2006), S. 214.
[47] Vgl. Wolke (2007), S. 163.
[48] Vgl. DNQP (2011), S. 6.
[49] Vgl. Ebd., S. 6.

14

in der Qualitätsentwicklung verfügen, eine ebenso erfahrene Projektleitung stellen und zudem besondere zeitliche und personelle Ressourcen haben. Besonders auffallend ist, dass nur Einrichtungen ausgewählt werden, die eine breite Akzeptanz des Standards vorweisen können[50]. Damit ist sehr fraglich inwiefern diese Modelleinrichtungen mit allen anderen Pflegeeinrichtungen verglichen werden können. Das DNQP wählt insbesondere Einrichtungen aus, bei denen die Implementierung unter ausgesprochen günstigen Bedingungen stattfinden kann. Ob es möglich ist, die dort gewonnenen Erkenntnisse zur Umsetzbarkeit und Praxistauglichkeit, auf alle Einrichtungen zu übertragen wird nicht hinterfragt.

7.2 Ökonomische Betrachtung

In diesem Abschnitt soll betrachtet werden, welche Kosten die Einführung eines Expertenstandards verursacht und welche Kosten durch die korrekte Anwendung gespart werden können, also welchen finanziellen Nutzen er bringt. Dies geschieht am Beispiel des Expertenstandards Dekubitusprophylaxe.

Ein Großteil der Kosten entsteht nur bei der Einführung des Expertenstandards, diese sind also einmalig. Darunter fallen[51]:

- Anschaffung der Fachliteratur „Expertenstandard"
- Kosten für Kick-off Veranstaltung und Personalfortbildungen
- Kosten für die Begleitung des Projekts durch die Projektleiterin
- Kosten für die Durchführung des Audits
- Kosten für Anschaffung von druckentlastenden Hilfsmitteln

Weitere Kosten, die wiederholt auftreten, sind lediglich für die Wartung und Erneuerung der Hilfsmittel aufzubringen.

Alle weiteren Aufgaben, die durch die Standardkriterien an die Pflegekräfte gestellt werden, erfordern keine zusätzlichen Kosten, da sie Aufgaben beschreiben, die den ursprünglichen und gesetzlich festgelegten Anforderungen an eine Pflegefachkraft entsprechen[52].

Summiert man alle Kosten, so ergibt sich auf einen Zeitraum von 3 Jahren gesehen ein Kostenbetrag von 34 419 Euro[53].

Demgegenüber steht der Nutzen, also Kosten, die durch eine Verhinderung des Dekubitus, gespart werden können. Dazu zählen[54]:

---

[50] Vgl. Moers (2004), S. 77.
[51] Vgl. Wolke (2007), S. 167ff.
[52] Vgl. Ebd., S.168.
[53] Vgl. Ebd., S. 169.
[54] Vgl. Ebd., S. 171ff.

- Kosten für regelmäßige Lagewechsel von Betroffenen (Grad 1 bis 4)[55][56]
- Kosten für Verbandsmaterial, das bei Dekubitalulcera benötigt wird
- Weitere druckentlastende Mittel wie Spezialmatratzen
- Zusätzliche Arztvisiten
- Schadenersatzforderungen bei Entstehung eines Dekubitus
- Personalfortbildungen zum Thema, die nicht im Rahmen des Expertenstandards durchgeführt werden

Hier ergibt sich eine Gesamtsumme von 136 333 Euro, die im Zeitraum von drei Jahren eingespart werden könnte, insofern es gelingt jeden Dekubitus zu verhindern[57].

Aus beiden Zahlen errechnet, könnte somit ein Ertrag von 101 914 Euro innerhalb von drei Jahren durch die Einführung des Expertenstandards erzielt werden.

Realistisch betrachtet ist dies natürlich nicht möglich, da in keinem Falle alle Dekubitus verhindert werden können. Mit jedem vorhandenen Dekubitus in einer Einrichtung sinkt der Nutzen. Daraus lässt sich berechnen, dass erst ab einer Verminderung der vorhandenen Dekubitusprävalenz um mindestens 26,5 % ein positiver Nutzen auftritt[58].

7.3 Praxis

Außer der Entwicklung des Expertenstandards muss auch untersucht werden, ob die Expertenstandards ihre geforderte Zielsetzung auch erfüllen können. Dies soll hier am Beispiel der Expertenstandards Dekubitusprophylaxe und Sturzprophylaxe geschehen, da zu diesen die meisten Erfahrungswerte vorliegen und sich ein Erfolg bei diesen Themen recht einfach messen lässt.

7.3.1 Expertenstandard Dekubitusprophylaxe

Bei der Einführung des Expertenstandards 2000 ging man von einer Dekubitusprävalenz von 5-10 % bei Krankenhauspatienten, von bis zu 20% in ambulanter Versorgung und von bis zu 30% in Pflegeeinrichtungen aus[59]. Eine Berliner Studie aus dem Jahr 2000 ermittelte 16,2%[60]. Eine Studie des Fraunhofer Instituts (2005) ergab eine Prävalenz in Altenpflegeeinrichtungen eine Dekubitusprävalenz von 4,4–5,4 %[61]. Neuere Studien aus dem Jahr 2009 geben die

---

[55] Die Berechnung erfolgt hier auf Grundlage der Wertigkeit der Arbeitszeit, die eine Pflegefachkraft (bei Grad III und IV eine Pflegefachkraft und eine Pflegehilfskraft) für die Lagerungswechsel benötigt.
[56] Die hier verwendete Prävalenz bezieht sich auf die Studie „Pflege ohne Druck" (Vgl. Fraunhofer (2005)).
[57] Vgl. Wolke (2007), S. 174.
[58] Vgl. Wolke (2007), S. 175.
[59] Vgl. DNQP (2004), S. 35.
[60] Vgl. Wolke (2007), S. 161.
[61] Vgl. Fraunhofer (2005).

Dekubitusprävalenz in Kliniken mit 7,1 % und in Pflegeheimen mit 4,3% an [62]. Der Expertenstandard war zum Zeitpunkt der erhobenen Daten jedoch nicht für alle Pflegeeinrichtungen verbindlich, sodass nur ein Teil der Einrichtungen einen hauseigenen Standard aufweisen konnte, der den vorgegeben Standardkriterien des DNQP genügte. Eine Untersuchung von Wilborn (2011) hat gezeigt, dass es keinen Unterschied bei der Entwicklung der Prävalenz in Einrichtungen mit Expertenstandard und Einrichtungen ohne Expertenstandard gibt[63]. Damit lässt sich ein Nutzen für die Praxis nicht nachweisen.

Da die Dekubitusprävalenz sich je nach Quelle bei eher niedrigen Prozentzahlen bewegt, ist zudem fraglich, ob eine Einrichtung die in 7.2 erreichte Kosten-/Nutzenschwelle erreicht[64]. Über den Zeitraum von 2000 bis 2009 ist die Prävalenz zwar über dem ermittelten Wert gesunken, doch es bleibt weiterhin fraglich, ob jede einzelne Einrichtung diese Verbesserung erzielen kann. Hinzu kommt auch, dass der Expertenstandard nicht in allen Einrichtungen implementiert wurde, jedoch in allen Einrichtungen die Prävalenz sank.

7.3.2 Expertenstandard Sturzprophylaxe

Eine Studie aus dem Jahr 2004 hat gezeigt, dass es bei Patienten/-innen (Bewohner/-innen), deren Sturzprophylaxe auf wissenschaftlichen Grundlagen basierte, im Vergleich zu Patienten/-innen (Bewohner/-innen) in einer Kontrollgruppe ohne wissenschaftlich fundierte Sturzprophylaxe nicht zu weniger Stürzen kam[65]. Im Gegenteil stürzten die Patienten/-innen (Bewohner/-innen) der Versuchsgruppe rund ein Viertel mal öfter als die Patienten/-innen (Bewohner/-innen) der Kontrollgruppe. Dies könnte zum einen darauf zurückzuführen sein, dass diese öfter oder umfangreicher mobilisiert wurden. Zum anderen könnte die Umsetzung der Sturzprophylaxe nach wissenschaftlichen Erkenntnissen das Personal so sehr belastet haben, dass es wiederum einfacher zu Stürzen kommen konnte[66]. Dazu liegen jedoch keine wissenschaftlich fundierten Erkenntnisse vor. Dennoch ist festzuhalten, dass es nicht gelang die Zielsetzung, nämlich Senkung der Anzahl der Sturzereignisse, zu erreichen.

8. Fazit

Expertenstandards in der Pflege sind ein wichtiger Meilenstein auf dem Weg zur eigenen Profession. Dies liegt vor allem darin begründet, dass sie von Mitgliedern der Berufsgruppe

---

[62] Vgl. Wilborn (2011), S. 4.
[63] Vgl. Ebd., S. 11f.
[64] Vgl. Wolke (2007), S. 175.
[65] Vgl. Kerse (2004).
[66] Vgl. Meyer (2006), S. 215.

und zwar sowohl aus der Pflegewissenschaft als auch aus der Pflegepraxis selbst erarbeitet und definiert wurden. Damit gelingen das Einbringen eigener Inhalte und die Abgrenzung von konkurrierenden Berufen. Durch die schriftliche Fixierung im SGB XI wird deren Bedeutung für die Pflege der Bevölkerung deutlich. Da sie in dem genannten Gesetz zudem als verbindlich für alle Pflegeeinrichtungen beschrieben werden, setzen sie ein allgemeingültiges Qualitätsniveau fest.

Bis jetzt wurden alle Expertenstandards vom Deutschen Netzwerk für Qualitätsentwicklung in der Pflege (DNQP) erarbeitet, theoretisch ist dies in Zukunft auch durch andere Institutionen möglich, sofern sie sich an die in SGB XI §113a gestellte Verfahrensordnung halten. Das DNQP erörtert das Vorgehen bei der Entwicklung von Expertenstandards sehr transparent und legt die einzelnen Schritte offen. Positiv ist auch, dass theoretisch jeder Interessierte an der Entwicklung teilhaben kann. Dennoch finden sich bei der Entwicklung einige Schwachstellen. Darunter fällt die zum Teil mangelnde Evidenz der Standardkriterien, da diese teilweise nicht wissenschaftlich untersucht sind und in der aktuellen Literatur zum Thema nicht validiert beschrieben sind. Der Konsensus aller Experten mit ausgewiesener Kompetenz und Fachexpertise scheint zwar die beste und auch richtige Lösung, ist aber dennoch kein wissenschaftliches Instrument. Zudem werden zur Überprüfung der Praxistauglichkeit immer Einrichtungen ausgewählt, die sich durch besonders günstige Bedingungen für die Einführung auszeichnen.

Der praktische Nutzen für die Pflegepraxis kann nur sehr schwer untersucht werden. Dies liegt zum einen daran, dass die Expertenstandards lange Zeit nicht verbindlich gültig waren. Zum anderen kommt hinzu, dass Einrichtungen, in denen nicht explizit nach Expertenstandard gepflegt wurde, dennoch Elemente angewendet haben, die auch in den Expertenstandards genannt werden. Somit lässt sich ein Nutzen nicht durch wissenschaftliche Untersuchungen und Datenerhebungen nachweisen, da gewisse Inhalte der Expertenstandards nicht völlig neu waren und bereits praktiziert wurden.

Allerdings bleibt festzuhalten, dass die Grundlagen auf denen Pflege betrieben wird in bestimmten Themen nun in allen Einrichtungen identisch sind. Damit lässt sich eine Qualität deutlich besser entwickeln und auch sichern.

Für die Zukunft wird es nötig sein weitere Expertenstandards zu entwickeln, um weiteren Kernbereichen der Pflege eine einheitliche Grundlage zu geben. Zudem müssen wissenschaftliche Lücken in den Standards durch regelmäßige Aktualisierung geschlossen und der Nutzen für die Praxis genauer untersucht werden.

9. Literaturverzeichnis

C. Auer (2004): Performance Measurement für das Customer Relationship Management: Controlling des IKT-basierten Kundenbeziehungsmanagements. Wiesbaden: Deutscher Universitäts-Verlag/GWV Fachverlage.

C. Bölicke (Hrsg.) (2007): Standards in der Pflege: entwickeln – einführen – überprüfen. 1. Auflage. München: Elsevier.

DNQP (Hrsg.) (2004): Expertenstandard Dekubitusprophylaxe in der Pflege. Entwicklung – Konsentierung – Implementierung. 2. Auflage mit aktualisierter Literaturstudie (1999-2002). Osnabrück: Schriftenreihe des Deutschen Netzwerks für Qualitätsentwicklung in der Pflege.

DNQP (Hrsg.) (2011): Methodisches Vorgehen zur Entwicklung, Einführung und Aktualisierung von Expertenstandards in der Pflege. Osnabrück. Stand März 2011. Online verfügbar unter: http://www.wiso.hs-osnabrueck.de/fileadmin/groups/607/DNQP_Methodenpapier.pdf [Letzter Zugriff: 26.03.2014 um 18:45 Uhr]

Fraunhofer Institut (2005): Pflege ohne Druck. Online verfügbar unter: http://www.wernerschell.de/Medizin-Infos/Pflege/PflegeohnedruckStudieBayern05.pdf [Letzter Zugriff: 27.03.2014 um 21:45 Uhr]

International Council of Nurses (ICN) (1991): Die Entwicklung von Standards für Aussagen und Praxis in der Krankenpflege. In: Krankenpflege DBfK. 45(11). S. 629-652.

N. Kerse, M. Butler, E. Robinson, E. Robinson, M. Todd (2004): Fall prevention in residential care: A cluster, randomized, controlled trial. In: Journal of the American Geriatrics Society 52:524–531.

G. Meyer, S. Köpke (2006): Expertenstandards in der Pflege: Wirkungsvolle Instrumente zur Verbesserung der Pflegepraxis oder von ungewissem Nutzen? In: Zeitschrift für Geriatrie und Gerontologie 39. S. 211-216.

M. Moers, D. Schiemann (2004): Expertenstandards in der Pflege: Vorgehensweise des Deutschen Netzwerks für Qualitätsentwicklung in der Pflege (DNQP) und Nutzen für die Praxis. In: Pflege & Gesellschaft. 9. Jahrgang 3/2004. S. 75-78.

Pschyrembel (2003): Wörterbuch Pflege. Berlin/New York: Walter de Gruyter.

S. Schmidt (2012): Expertenstandards in der Pflege – eine Gebrauchsanleitung. 2. überarbeitete Auflage. Berlin/Heidelberg: Springer.

D. Sperl (1996): Qualitätssicherung in der Pflege: Validierte Pflege im Krankenhaus unter besonderer Berücksichtigung der Intensivpflege. 2. überarbeitete Auflage. Hannover: Schlütersche.

I. Trede (1997): Von babylonischen Sprachverwirrungen: eine Literaturanalyse über Ziele und Merkmale von Pflegestandards. In: Pflege 10(5), S. 262-272.

D. Wilborn (2011): Dissertation. Der Expertenstandard Dekubitusprophylaxe in der Pflege: Patientenergebnisse und pflegerische Versorgung. Online verfügbar unter: http://www.diss.fu-berlin.de/diss/servlets/MCRFileNodeServlet/FUDISS_derivate_000000008987/Dissertation_Wilborn.pdf;jsessionid=F088C1D8FFD93C4D1AE225E6AF9C0169?hosts= [Letzter Zugriff 27.03.2014 um 21:35 Uhr]

R. Wolke, D. Hennigs, P. Scheu (2007): Gesundheitsökonomische Evaluation in der Pflege: Analyse von Kosten und Nutzen der Einführung des Nationalen Expertenstandards Dekubitusprophylaxe in der Pflege in einer Stationären (Langzeit-) Pflegeeinrichtung. In: Zeitschrift für Geriatrie und Gerontologie 40. S. 158-177.

http://www.dbfk.de/pressemitteilungen/wPages/index.php?action=showArticle&article=Der-DBfK-informiert-Massstaebe-und-Grundsaetze-gem-113-SGB-XI.php&navid=100 [Letzter Zugriff: 26.03.2014 um 18:33 Uhr]

http://www.sozialgesetzbuch-sgb.de/sgbxi/113a.html [Letzter Zugriff: 26.03.2014 um 18:35 Uhr]

http://www.wiso.hs-osnabrueck.de/fileadmin/groups/607/PM_DNQP_FK_Mobilit%C3%A4t.pdf [Letzter Zugriff: 26.03.2014 um 18:05 Uhr]

http://www.wiso.hs-osnabrueck.de/38028.html [Letzter Zugriff: 26.03.2014 um 18:19 Uhr]

http://www.wiso.hs-osnabrueck.de/38029.html [Letzter Zugriff: 26.03.2014 um 21:40 Uhr]

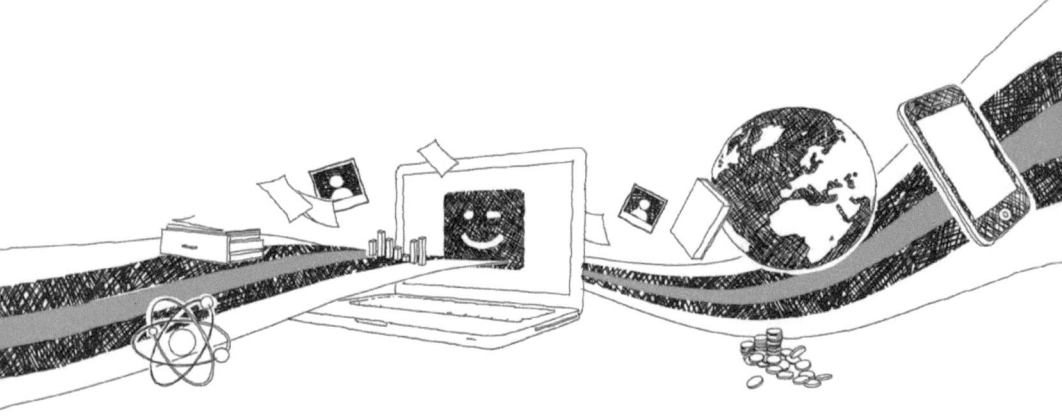
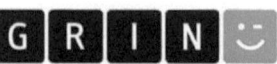